BEI GRIN MACHT SICH IHR WISSEN BEZAHLT

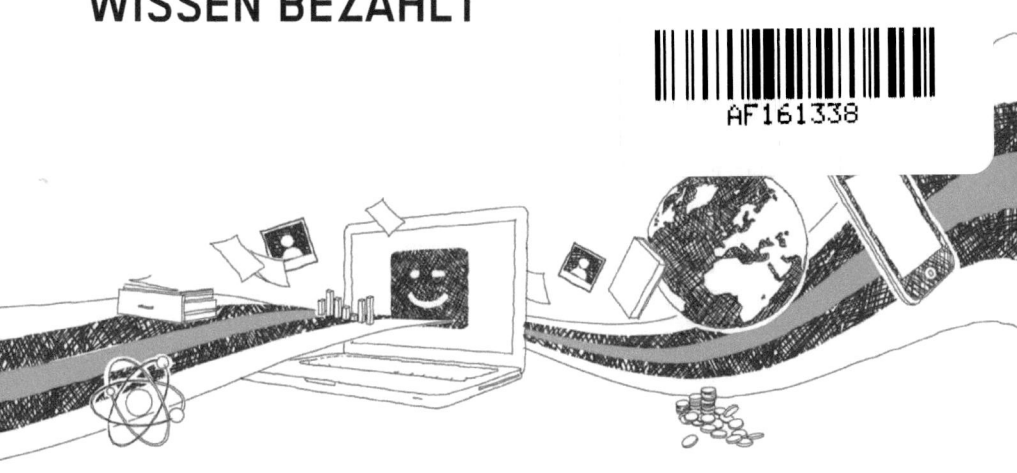

- Wir veröffentlichen Ihre Hausarbeit, Bachelor- und Masterarbeit

- Ihr eigenes eBook und Buch - weltweit in allen wichtigen Shops

- Verdienen Sie an jedem Verkauf

Jetzt bei www.GRIN.com hochladen und kostenlos publizieren

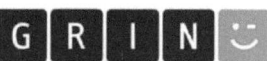

Roland Dombrowski

Frühgeburt und neonatale Versorgung. Ethische Probleme und Grenzen der Intensivmedizin

GRIN Verlag

Bibliografische Information der Deutschen Nationalbibliothek:

Die Deutsche Bibliothek verzeichnet diese Publikation in der Deutschen Nationalbibliografie; detaillierte bibliografische Daten sind im Internet über http://dnb.d-nb.de/ abrufbar.

Dieses Werk sowie alle darin enthaltenen einzelnen Beiträge und Abbildungen sind urheberrechtlich geschützt. Jede Verwertung, die nicht ausdrücklich vom Urheberrechtsschutz zugelassen ist, bedarf der vorherigen Zustimmung des Verlages. Das gilt insbesondere für Vervielfältigungen, Bearbeitungen, Übersetzungen, Mikroverfilmungen, Auswertungen durch Datenbanken und für die Einspeicherung und Verarbeitung in elektronische Systeme. Alle Rechte, auch die des auszugsweisen Nachdrucks, der fotomechanischen Wiedergabe (einschließlich Mikrokopie) sowie der Auswertung durch Datenbanken oder ähnliche Einrichtungen, vorbehalten.

Impressum:

Copyright © 2014 GRIN Verlag GmbH
Druck und Bindung: Books on Demand GmbH, Norderstedt Germany
ISBN: 978-3-656-90429-8

Dieses Buch bei GRIN:

http://www.grin.com/de/e-book/293155/fruehgeburt-und-neonatale-versorgung-ethische-probleme-und-grenzen-der

GRIN - Your knowledge has value

Der GRIN Verlag publiziert seit 1998 wissenschaftliche Arbeiten von Studenten, Hochschullehrern und anderen Akademikern als eBook und gedrucktes Buch. Die Verlagswebsite www.grin.com ist die ideale Plattform zur Veröffentlichung von Hausarbeiten, Abschlussarbeiten, wissenschaftlichen Aufsätzen, Dissertationen und Fachbüchern.

Besuchen Sie uns im Internet:

http://www.grin.com/

http://www.facebook.com/grincom

http://www.twitter.com/grin_com

Inhaltsverzeichnis 2
Abbildungsverzeichnis 3

1.0 Einleitung - Problemstellung	4
2.0 Was versteht man unter einer Frühgeburt	5
2.1 spontane Frühgeburt	5
2.2 niedriges Geburtsgewicht	6-7
3.0 Warum sind Frühgeburten so besorgniserregend?	7-8
4.0 Mortalität von Neugeborenen	8-9
5.0 Leitlinien Deutschland	9
5.1 Frühgeborene vor 22 vollendeten Schwangerschaftswochen (p.m.)	
5.2 Frühgeborene ab 22 bis 23 6/7 Schwangerschaftswochen (p.m.)	9
5.3 Frühgeborene ab 24 Schwangerschaftswochen (p.m.)	10
5.4 Frühgeborene mit angeborenen oder perinatal erworbenen Gesundheitsstörungen	10
6.0 Internationale Leitlinien im Vergleich der deutschsprachigen Länder	10
6.1 Begründung der Leitlinien	10
6.2 Wer trifft Entscheidungen?	11
6.3 Statistische Daten	11-12
6.4 Wesentliche Unterschiede der Leitlinien	12
7.0 Ethische Überlegungen – Fazit	12-17
8.0 Anhänge	18-21
9.0 Quellen	22-23

Abkürzungsverzeichnis

AWMF	Arbeitsgemeinschaft der Wissenschaftlichen Medizinischen Fachgesellschft
CP	cerebral palsy
ELBW	extremely low birth wight
EU	Europäische Union
IUGR	intrauteriner Wachstumsretardiedierung
LBW	low birth weight
WHO	World Health Organisation
PE	Präeklampsie
PPROM	preterm premature repture of fetal membranes
SGA	small far gastation age
SSW	Schwangerschafts Woche
VLBW	very low birth wight
VW	vorzeitiger Wehentätigkeit

1.0 Einleitung - Problemstellung

Für ein Kind ist das Sterberisiko während des ersten Lebensmonats am höchsten, daher sind eine sichere Geburt und eine effektive Neugeborenenversorgung entscheidend für sein Überleben. Weltweit kommt es in jedem Jahr zu vier Millionen Todesfällen unter Neugeborenen d. h. 450 Todesfälle pro Stunde. Das Problem der Frühgeburten stellt für sich genommen die hauptsächliche Ursache für die Kindersterblichkeit und das Auftreten von Krankheiten dar, sowohl in der entwickelten Welt als auch in den Entwicklungsländern. In Europa bewegt sich die Häufigkeitsrate von Frühgeburten zwischen 5,5 und 8,1 % und betrifft im Durchschnitt 7,1 % aller Lebendgeburten. Das entspricht einer Zahl von mehr als einer halben Million von Kindern, die jedes Jahr zu früh geboren werden. (European foundation for care of newborn infants, EU Benchmarking Report 2009/2010, too little, too late? Why Europe should do more for preterm infants)

In den letzten 20 Jahren wurden in den industrialisierten Ländern immer kleinere Frühgeborene nach der Geburt reanimiert, maschinell beatmet, parenteral ernährt und mit verschiedenen Medikamenten behandelt. Je kleiner und unreifer die Kinder waren, desto länger dauerte die Intensivbehandlung, desto mehr Schmerzen und Leiden brachte sie für die betroffenen Kinder und desto schlechter wurden die Langzeitergebnisse. Zwar sank die Mortalität, hingegen nahmen bei den Überlebenden chronische Probleme von Lungen, Augen und Hirnkrankheiten zu. Unter Fachleuten und in der Öffentlichkeit wurden deshalb Grenzen des Einsatzes der Intensivmedizin diskutiert. Umfragen bei Neonatologen und Pflegenden in ganz Europa ergaben ein breites Meinungsspektrum, wo diese Grenze z.B. in Bezug auf das Gestationsalter gezogen werden sollte. Eine Mehrheit befürwortet jedoch einen Abbruch von Intensivmaßnahmen, wenn diese nicht mehr im besten Interesse des Kindes sind, d.h. wenn die Behandlung zur Qual und ein unausweichlicher Tod nur hinausgeschoben würde. Dies stellt eine schwierige medizinisch-ethische Entscheidung dar und stelle somit die Frage:

„Ethische Probleme bei unreifen Frühgeborenen, wo ist die Grenze?

2.0 Was versteht man unter einer Frühgeburt

Eine reguläre Schwangerschaft dauert 40 Wochen. Eine Entbindung, die vor Vollendung der 37. Schwangerschaftswoche stattfindet, wird unabhängig vom Geburtsgewicht als Frühgeburt angesehen (World Health Organisation WHO). Obwohl alle Geburten vor der 37. Schwangerschaftswoche als Frühgeburten definiert werden, treten die meisten Schädigungen und Todesfälle bei Säuglingen, die vor der 34. Woche entbunden werden auf. Daher ist es oft zweckmäßig Frühgeburten (von der 23 bis zur 37 Schwangerschaftswoche) in folgende Untergruppen aufzuteilen:

- Frühgeburt: Geburt in der 23. bis 37. SSW
- Späte Frühgeburt: Geburt in der 34. bis 36. SSW
- Mäßig frühe Frühgeburt: Geburt in der 32. bis 34. SSW • Sehr frühe Frühgeburt: vor der 32. SSW
- Extrem frühe Frühgeburt: vor der 28. SSW

Eine Frühgeburt kann spontan oder iatrogen (vom Arzt ausgelöst) sein. Ca. 20 % aller Frühgeburten sind iatrogen. Bei diesen Frühgeburten wurde vom Arzt aufgrund von ernsten maternalen oder fetalen Komplikationen wie schwerer Präklampsie (PE) oder intrauteriner Wachstumsretardierung (IUGR) entschieden, dass der Säugling vorzeitig entbunden werden muss. In einem solchen Fall wird die Wehentätigkeit medikamentös eingeleitet oder ein Kaiserschnitt durchgeführt

2.1 spontane Frühgeburt

Nach der klassischen Kategorisierung ist die spontane Frühgeburt entweder mit vorzeitiger Wehentätigkeit (VW) oder vorzeitigem Blasensprung (preterm premature rupture of fetal membranes, PPROM) verbunden. Vorzeitige Wehentätigkeit wird definiert als Wehen (regelmäßige Kontraktionen und Zervixreifung), die vor Vollendung der 37.Schwangerschaftswoche mit oder ohne intakte Fruchtblase auftreten. PPROM ist definiert als Blasensprung, der vor der 37. Schwangerschafts-woche auftritt. Er führt sehr oft zu einer Frühgeburt. Spontane Frühgeburten sind ein häufiges und schwerwiegendes Problem für das Gesundheitswesen.

2.2 niedriges Geburtsgewicht

Als „LBW-(low birth weight)-Säugling" wird ein Neugeborenes bezeichnet, das zum Zeitpunkt der Entbindung unabhängig vom Gestationsalter, weniger als 2.500 g wiegt. Dies bedeutet, dass LBW-Säuglinge nicht notwendigerweise zu früh geboren wurden, auch wenn es einen offensichtlichen Zusammenhang zwischen Geburtsgewicht und Frühgeburtlichkeit gibt. In Industrieländern sind die meisten untergewichtigen Säuglinge Frühgeborene. In den Entwicklungsländern ist der Anteil der reifgeborenen untergewichtigen Säuglinge aufgrund von Mangelernährung größer. Das Geburtsgewicht kann zudem in die Kategorien „sehr niedriges Geburtsgewicht" (very low birth weight, VLBW) und „extrem niedriges Geburts-gewicht" (extremely low birth weight, ELBW) unterteilt werden.

- Niedriges Geburtsgewicht: weniger als 2.500 g
- Sehr niedriges Geburtsgewicht: weniger als 1.500 g
- Extrem niedriges Geburtsgewicht: weniger als 1.000 g

Zu den untergewichtigen Säuglingen gehören zu geborene als auch solche, deren Wachstum im Uterus gestört war. Ein Säugling, dessen Gewicht signifikant unter der Bevölkerungsnorm liegt, wird als „zu klein für das Gestationsalter" (small for gestational age, SGA) bezeichnet. Der Cut-off-Wert liegt in der Regel bei einem Gewicht unter dem 10. Perzentil des Gestationsalters. Ein SGA-Säugling ist demnach kleiner als 90 % aller Neugeborenen desselben Gestationsalters. In manchen Publikationen wird SGA auf Grundlage der Körperlänge anstelle des Gewichts definiert. Alternative Cut-off-Werte wie das 5. oder 3. Perzentil des Gestationalters werden ebenso angewandt.

Die Ursache für eine SGA-Geburt kann pathologisch als auch nicht pathologisch sein. Die intrauterine Wachstumsrestriktion, IUGR, ist eine Störung des normalen fetalen Wachstums. Sie wird durch eine Reihe von negativen Effekten auf den Fötus verursacht, die das normale Wachstum behindern. IUGR und SGA sind verwandte Begriffe, jedoch keine Synonyme. Nicht alle IUGR-Säuglinge sind klein genug, um die SGA-Kriterien zu erfüllen und nicht alle SGA-Säuglinge sind aufgrund eines wachstumsrestriktiven Prozesses, für den die Bezeichnung „IUGR" angemessen wäre, zu klein.

3.0 Warum sind Frühgeburten so besorgniserregend?

Frühgeburten sind ein ernsthaftes Gesundheitsproblem. Sie sind mit einem signifikanten Erkrankungs- und Sterberisiko für die Neugeborenen verbunden. Als Hauptursache für den Tod von Neugeborenen wurden ab 2001 Geburtsdefekte von den Frühgeburten abgelöst. (Anderson RN, Smith BL. Deaths: leading causes for 2001. Natl Vital Stat Rep 2003;52-1-85).

Verbesserungen in der neonatalen Versorgung haben zwar zu höheren Überlebensraten bei sehr früh geborenen Säuglingen geführt, doch für die Frühgeborenen besteht im Vergleich zu Reifgeborenen auch weiterhin ein hohes Risiko auf Gesundheits- und Entwicklungsprobleme. Diese Risiken sind bei einem niedrigen Gestationsalter am höchsten. Laut einer jüngeren Studie war die Überlebensrate bei den Säuglingen signifikant geringer, wenn die Frühgeburt auf PPROM und nicht auf vorzeitige Wehen oder eine iatrogene Entbindung zurückzuführen war.(Johanzon M, Ödesjö H, Jacobsson B, Sandberg K, Wennerholm U. Extreme preterm birth. Obstetrics & Gynecology, 2008, 111:42-50). Frühgeborene weisen ein erhöhtes Risiko für neonatale Komplikationen und dauerhafte Behinderungen auf, wie z. B. geistige Unterentwicklung, zerebrale Lähmung (cerebral palsy, CP), Lungen- und gastrointestinale Problemen sowie Seh- und Gehörverlust (Tabelle 2). Bei Säuglingen, die nur einige Wochen zu früh geboren werden, ist die Wahrscheinlichkeit, in der ersten Lebenswochezu sterben, sechs Mal höher als bei Reifgeborenen, und die Wahrscheinlichkeit, des ersten Lebensjahres zu versterben, ist drei Mal höher (Tomashek KM, Shapiro-Mendoza CK, Davidoff MJ, Petrini JR.. Differences in mortality between late-preterm and term singleton infants in the United States, 1995-2002. J Pediatr. 2007 Nov;151(5):450-6, 456.e1. Epub 2007 Jul 24). Auf lange Sicht haben „potion: unreif" geborene Kinder als Erwachsene ein erhöhtes Risiko für kardiovaskuläre Erkrankungen, Hypertonie oder Diabetes und sind möglicherweise stärker gefährdet, an Krebs zu erkranken (Rich-Edwards JW, Stampfer MJ, Manson JE, Rosner B, Hankinson SE, Colditz GA, Willett WC, Hennekens CH. Birth weight and risk of cardiovascular disease in a cohort of women followed up since 1976. BMJ. 1997 Aug 16;315(7105):396-400)

Medizinische Komplikationen nach Frühgeburten weisen auch auf spätere schulische oder berufliche Schwierigkeiten hin, die sich bis in die späte Kindheit und darüber hinaus ziehen können. In einer schwedischen Studie wurde festgestellt, das Frühbeburtlichkeit mit geringeren Bildungschancen verbunden ist. (.Lindström K, Winbladh B, Haglund B, Hjern A. Preterm infants as young adults: a Swedish national cohort study. Pediatrics. 2007 Jul;120(1):70-7)

4.0 Mortalität von Neugeborenen

Im Jahr 2007 wurden in Deutschland insgesamt 2371 Sterbefälle von Neugeborenen verzeichnet, was einer Sterblichkeitsrate von 0,35 % entspricht. Bei der Sterblichkeitsrate von Frühgeborenen geht man davon aus, dass sie von der Schwangerschaftsdauer bei Geburt als auch von der Arbeitsbelastung und der Spezialisierung der Neugeborenenstationen abhängt. Unter den Babys, die vor der 26. SSW geboren wurden, betrug die Sterblichkeitsrate 34,6 %. Zu den häufigen Auslösern für die Sterblichkeit bei Frühgeborenen zählen Atemversagen, Kreislaufkollaps, Sepsis, nekrotisierende Enterokolitis (NEK) sowie intrakranielle und intraventrikuläre Blutungen.

Nach Angaben des Statistischen Bundesamtes wurden 1950 24.857 Totgeburten registriert, 1970 waren es noch 10.853 und 1979 noch 4.972 Totgeburten. Die Definition für eine Totgeburt lautetet bis 1957 einschließlich, dass bei dem Kind keine natürliche Lungenatmung eingesetzt hat und das Kind eine Körperlänge von mindestens 35 cm aufwies. Bis zum 30.6.1979 galt als Totgeburt, wenn nach dem Durchtrennen der Nabelschnur beim Kind weder das Herz geschlagen hat, noch die Nabelschnur pulsiert hat, noch die selbständige Lungenatmung eingesetzt hatte und die Körperlänge mindestens 35 cm betrug.

Mit dem 1.7.1979 wurde eine Gewichtsgrenze eingeführt. Danach galt als Totgeburt, wenn das stillgeborene Kind mindestens 1.000 Gramm wog. Für das Jahr 1980 wurden 4.954 Totgeburten gemeldet, 1985 waren es 3.601, 1990 noch 3.202 und 1993 noch 2.467 Totgeburten. In diesen 14 Jahren des medizinischen

Fortschritts hatte sich die Anzahl der Totgeburten halbiert.

Mit Wirkung vom 1.4.1994 galt eine neue Gewichtsgrenze für Totgeburten von 500 Gramm. Sie gilt bis heute. Durch diese Absenkung dieser Gewichtsgrenze stieg die Zahl der Totgeburten 1995 auf 3.405 an und betrug für das Jahr 2001 noch 2.881 Totgeburten. In diesen 7 Jahren konnte die Medizin die Zahl der Totgeburten um weitere 17,8 % senken. Wird jedoch die Gesamtentwicklung gesehen, so zeigt sich, dass sie nie auf Null zu bringen sein wird. Für die Sterblichkeit der Neugeborenen der Jahre 2009 bis 2012 siehe Anhang 1.

5.0 Leitlinien für Frühgeborene in Deutschland

Die Deutschen Leitlinien der Arbeitsgemeinschaft der Wissenschaftlichen Medizinischen Fachgesellschaft (AWMF), werden zur Zeit überprüft und bearbeitet. Die AWMF-Leitlinien-Register Nr. 024/019 nach altem Sachstand hat Folgende Aussage zum Speziellen Vorgehen bei Frühgeborenen Ausgesprochen (Arbeitsgemeinschaft der Wissenschaftlichen Medizinischen Fachgesellschaft, AWMF-Leitlinien-Register, Nr.: 024/019, http://www.awmf.org/uploads/tx_sz leitlinien/024-019l_S2k_Fruehgeburt_Grenze_der_Lebensfaehigkeit-abgelaufen.pdf, letzter Zugriff 25.02.2014).

5.1 Frühgeborene vor 22 vollendeten Schwangerschaftswochen (p.m.)

Diese Kinder überleben nur in Ausnahmefällen. In der Regel wird man auf eine initiale Reanimation verzichten.

5.2 Frühgeborene ab 22 bis 23 6/7 Schwangerschaftswochen (p.m.)

In dieser Zeitspanne der Schwangerschaft steigt die Überlebenschance behandelter Frühgeborener*? kontinuierlich bis auf ca. 50 % an (22,25-41). Allerdings leiden 20 - 30 % der überlebenden Kinder an schwerwiegenden Gesundheitsstörungen, die eine lebenslange Hilfe durch andere Personen notwendig machen (42-48). Die Entscheidung über eine lebenserhaltende oder eine palliative Therapie hat in jedem Einzelfall den eingangs dargelegten ethischen und rechtlichen Grundsätzen zu entsprechen und sollte im Konsens mit den Eltern getroffen werden.

5.3 Frühgeborene ab 24 Schwangerschaftswochen (p.m.)

Die Überlebenschancen behandelter Frühgeborener* erreichten in Deutschland 2002 bis 2004 60% zwischen 24 0/7 und 24 6/7 Wochen, sowie 75% zwischen 25 0/7 und 25 6/7 Wochen mit regionalen Unterschieden (22). Bei diesen Frühgeborenen soll grundsätzlich versucht werden, das Leben zu erhalten.

5.4 Frühgeborene mit angeborenen oder perinatal erworbenen Gesundheitsstörungen

Bei Frühgeborenen, die zusätzlich schwerste angeborene oder perinatal erworbene Gesundheitsstörungen aufweisen, ist zu prüfen, ob im Interesse des Kindes intensivmedizinische Maßnahmen eingeschränkt werden sollten. Ist zu erkennen, dass ein Kind sterben wird, soll es begleitet werden, dies möglichst in Anwesenheit der Eltern, die dabei unterstützt werden sollen.

6.0 Internationale Leitlinien im Vergleich der deutschsprachigen Länder

Die erste Leitlinie zur Behandlung extrem unreifer Früh- geborener wurde im Namen der gemeinsamen wissenschaftlichen neonatologischen Fachgesellschaft der deutschsprachigen Länder (GNPI) unter der Federführung von F. Pohlandt, Ulm, erarbeitet und 1999 veröffentlicht.

6.1 Begründung der Leitlinien

Die deutschen Leitlinien weisen wiederholt in aller Form auf ethische und rechtliche Maßstäbe hin. Die Schweiz hat „Ethische Überlegungen" in eigene Abschnitte untergliedert. Die Abschnitte in Österreich beinhalten „Ethische Aspekte". Die österreichische Leitlinie gibt als einzige Übersicht über rechtliche Aspekte. In den deutschen Leitlinien wird festgestellt, dass Lebenserhaltende Maßnahmen zu ergreifen sind, wenn für das Kind nur eine kleine Chance zum Leben besteht. Ebenso Österreich bekennt sich zu dieser Leitlinie mir dem Grundsatz „im Zweifel für das Leben". Die Schweizerische Leitlinie ist jedoch die einzige, die Aussagt, dass eine akzeptable Lebensqualität berücksichtigt werden sollte und die Therapie zumutbar sein muss. Sie warnt ebenso vor Übertherapie. (siehe Anhang 2)

6.2 Wer trifft Entscheidungen?

In allen drei Leitlinien wird klar geäußert, das die Eltern mit in die Beratung einzubeziehen sind. Sie werden jedoch nicht als selbstständige oder allein kompetente Entscheidungsträger im Sinne eines rechtlichen und ethisch legitimierten Stellvertreter des Kindes betrachtet, sondern vielmehr als schutzbedürftige Betroffene angesehen. Alle drei Leitlinien beziehen ebenso Ärzte, Pflegepersonal und andere Berufsgruppen mit in die Überlegung ein. Offen bleibt in allen Leitlinien, bei wem die Priorität liegen soll, beziehungsweise wie im Falle einer Meinungsverschiedenheit vorzugehen ist. Die deutsche Leitlinie sieht ihre Leitlinien auch als Hilfestellung für die Eltern, um ethische und rechtliche begründete Entscheidungen zu treffen. Die ethische und rechtliche zentrale Aussage lautet, dass die Eltern ihre eigenen von den Interessen des Kindes trennen sollten und den Vorrang des besten Interesses für das Kind verpflichtet seien. In der schweizerischen Leitlinie hingegen stehen unter den rechtlichen Aspekten die Informations- und Aufklärungspflicht der Ärzte im Vordergrund. Die österreichische Leitline thematisiert neben den Eltern die ganze Familie, deren einzelne Mitglieder durch Mortalität und Langzeitmorbidität eines Frühgeborenen schweres Leid erfahren können. In allen drei Leitlinien wird die Zustimmung der Eltern mit angestrebt. Dies würde bei Abweichungen von der Leitlinie zu Komplikationen führen z.B. wenn Eltern sich trotz Leitlinie gegen oder für Maßnahmen entscheiden. Bei der Maxime „ im Zweifel für das Leben" würde dies bedeuten, das Eltern keinen Therapieabbruch oder –verzicht bewirken können. In der schweizerischen Leitlinie wird dann auf ein Gericht zurück gegriffen.

6.3 Statistische Daten

Alle drei Leitlinien empfehlen in unterschiedlichen Reifestadien eine frühzeitige Verlegung in ein Perinatalzentrum und mitbetreuung durch einen Neonatologen. (Siehe Anlage 3)

Die Leitlinien betonen, das sowohl zur Entscheidungsfindung als auch für Kommunikation mit den Eltern lokale Statistiken bekannt sein sollen. Im Anhang 4 sind aktuelle Daten zur Morbidität und Mortalität aufgeführt. Die deutschen Leitlinien werden momentan Aktualisiert um neure Nationale Daten zu erheben.

Die deutschen und Schweizerischen Leitlinien erheben ihre Daten aus Nationalen Studien. Österreich hingegen kann auf eigene nationale Daten zurückgreifen.

6.4 Wesentliche Unterschiede der Leitlinien

Alle drei Leitlinien liegen an der unteren Grenze der Lebensfähigkeit. Es liegen ebenfalls die gleichen Grundprinziepien zugrunde. Sie führen aber in der Umsetzung zu unterschiedlichen Folgerungen. (Anhang 5)

In allen drei Leitlinien ist erkennbar, wie schwierig die Abwägung ist zwischen einer pragmatischen, an Gestationsaltersklassen orientierten Leitlinien-Empfehlung und der Notwendigkeit, den Patienten und seine Familie mit allen individuellen Gegebenheiten zu berücksichtigen.

7.0 Ethische Überlegungen – Fazit

Die Versorgung von Frühgeborenen an der unteren Grenze der Lebensfähigkeit steht zunehmend im Spannungsfeld zwischen ansteigenden Überlebensraten, einer unsicheren Prognose, finanziellen Erwägungen in der Klinik und grundsätzlichen ethischen Überlegungen.

Je extremer eine Frühgeburt, desto geringer sind die Überlebenschancen des Kindes. Das ist banal. Doch sind nicht nur die Überlebenschancen bei der Entscheidung für oder gegen eine lebenserhaltende Intensivbehandlung zu berücksichtigen, sondern auch schwere Behinderungen des Kindes, die im Falle seines Überlebens um so häufiger sind, je extremer die Frühgeburt erfolgt. Es geht also nicht nur um das Überleben, sondern auch um die Frage, welche Minderung seiner Lebensqualität das Kind unter Umständen und mit welcher Wahrscheinlichkeit zu erwarten hat. Streit zwischen den Eltern frühgeborener Kinder und den behandelnden Ärzten über die Anwendung oder Nichtanwendung lebenserhaltender Intensivbehandlung führt häufig zu stark emotionsgeladenen Debatten in der Öffentlichkeit.

Gerichte und Gesetzgeber werden gefordert. In Großbritannien, wo die Euthanasiedebatte - völlig unbelastet von deutschen Erfahrungen - in Regelmäßigkeit immer wieder aufflammt, waren u. a. spektakuläre Vorgänge um die

Nichtbehandlung oder Überbehandlung extrem Neugeborener der Anlaß für eine systematische Untersuchung durch eine unabhängige Institution, hier durch das seit 1991 arbeitende Nuffield Council of Bioethics (Nuffield Council of Bioethics, Critical Care Decisions in fetal and neonatal medicine: Ethical issues, abrufbar unter http://www.nuffieldbioethics.org, Nov. 2006, letzter Zugriff 25.02.2014.).

Jedermann war aufgefordert, dem Council Stellungnahmen zuzuleiten, insbesondere natürlich die Einrichtungen, die die Wissenschaft, die Religion, die Politik, aber auch die Wirtschaft vertreten. Nach zweijähriger Arbeit wurde der Bericht über „Critical Care Decisions in Fetal and Newborn Medicine: Ethical Issues" vorgelegt. In der Hauptsache wird darin die Frage behandelt, ob und wann einem Neugeborenen Maßnahmen der Wiederbelebung und der Intensivbehandlung vorenthalten werden dürfen, und in welchen Fällen eine solche Behandlung zu beenden (und durch palliative Therapie zu ersetzen) zulässig ist. Bereits vor der Veröffentlichung dieses Berichtes war abzusehen, daß das Council nicht auf einer Lebenserhaltung um jeden Preis bestehen werde. Diese wird aber von vielen Lebensrechtgruppen gefordert und, was vielleicht noch wichtiger ist, von einer großen Zahl unreflektierter Menschen ohne Überlegung als selbstverständlich angesehen. Von daher ist es verständlich, daß eine offizielle Äußerung der anglikanischen Kirche Aufsehen erregte. Darin heißt es, die Kirche könne das Vorenthalten oder den Abbruch lebenserhaltender Maßnahmen (nur dann) gutheißen, wenn alle alternativen Maßnahmen ausreichend in Betracht gezogen worden seien und „die möglicherweise tödliche Handlung mit eindeutigem Widerstreben"ausgeführt werde. Wörtlich heißt es in der Stellungnahme von Rev. Tom Butler, dem Bischof von Southwark, dem stellvertretenden Vorsitzenden des anglikanischen Rates für öffentliche Mission und öffentliche Angelegenheiten: „Es kann unter einigen Umständen rechtens sein, sich dafür zu entscheiden, eine Behandlung vorzuenthalten oder abzubrechen, (auch) wenn man weiß, daß das möglicherweise, wahrscheinlich oder sogar sicher zum Tode führt." (Hill, A., Revill, Jo, Some sick babies must be allowed to die, says Church, The Observer Nov. 12. 2006.). Eine solche kirchliche Äußerung hat nun aber nicht nur bei den Gegnern einer Euthanasie, sondern auch bei ihren Befürwortern Aufsehen erregt. Diese halten es nämlich für einen Wendepunkt in der Lehre der Kirche, wenn sie es nun für besser halte, ein „Leben zu beenden" als es künstlich zu verlängern. Dabei übersehen beide Gruppen, daß weder die anglikanische Kirche noch das Norfolk Council of Bioethics eine Tötung gutheißen. Da aber beide Gruppen, so gegensätzlich sie auch sind, sich weigern, Töten und Sterbenlassen ethisch zu unterscheiden, können sie die sorgfältig formulierten und differenzierenden Stellungnahmen der Kirche und des Ethikrates nicht verstehen und legen sie jeweils in ihrem Sinne, die Euthanasiegegner negativ und empört, die Befürworter positiv und triumphierend aus. Die Euthanasiegegner, die glauben, die anglikanische Kirche setze sich über das Lebensrecht Neugeborener hinweg, verstehen den Begriff „Lebensrecht" zu pauschal. Unstreitig verbietet es das Lebensrecht eines jeden Menschen, diesen zu töten. Das Tötungsverbot ist deswegen die gesellschaftliche Antwort auf das Lebensrecht des Menschen, allerdings nur in einem defensiven Sinne. Das heißt, daß niemand einem Menschen, unter welchen Umständen auch immer, das Leben nehmen darf. Im deutschen Grundgesetz ist das primär als Schutz gegen etwaiges Töten durch den Staat zu verstehen. Erst sekundär erwächst dem Staat daraus die Pflicht, das Leben eines Menschen auch gegen Angriffe Anderer zu verteidigen und solche Angriffe zu ahnden. Über dieses bedingungslos geltende Defensivrecht hinaus hat aber jeder Mensch auch ein Lebensrecht, das als Anspruchsrecht charakterisiert ist. Das bedeutet, daß er Anspruch auf die materiellen und personellen Ressourcen hat, deren er für sein Leben bedarf. Im deutschen Grundgesetz verbirgt sich dieses Anspruchsrecht unter der Feststellung, daß die Bundesrepublik ein sozialer Rechtsstaat ist. Das will nichts anderes sagen, als daß ein jeder sowohl Anspruch auf die Solidarität der anderen als auch die Pflicht zur Solidarität gegenüber den anderen hat, die Menschen also füreinander einstehen müssen. Es ist ohne weiteres einsichtig, daß ein solches Anspruchsrecht ebenso wie eine solche Solidaritätspflicht nicht grenzenlos sein kann. Im Gegensatz zum defensiven Lebensrecht, das unter allen Umständen, also bedingungslos gilt, ist ein Anspruchsrecht immer begrenzt und von den jeweiligen Umständen abhängig. Zu solchen Umständen gehört die jeweilige Bedürftigkeit des den Anspruch Stellenden, z. B. des Neugeborenen oder eines Kranken, weiter die jeweils besondere Verpflichtung des Beanspruchten, z. B. der Eltern für ihre Kinder oder des Arztes für seinen Kranken. Daraus folgt, daß sich Solidaritätsansprüche ebenso wie Solidaritätsverpflichtungen nach den jeweiligen Umständen oder Verhältnissen bemessen, also relativ und nicht absolut sind. Im

Prinzip folgt aus diesen Überlegungen zunächst, daß jedes absichtliche Töten unzulässig ist. Absichtlich ist Töten dann, wenn der Handelnde bei Nichteintritt des Todes seine Handlung für mißlungen hält. Absichtliches Töten wird auch nach wie vor sowohl vom Nuffield-Ethikrat als auch von der anglikanischen Kirche eindeutig abgelehnt. (Absichtliches Töten liegt allerdings auch dann vor, wenn eine geschuldete und gebotene Maßnahme unterlassen wird, um dadurch den Tod herbeizuführen. In diesem Falle würde der Handelnde bei Nichteintritt des Todes seine Handlung ebenfalls für mißlungen ansehen. Es gibt insofern also auch ein Töten durch Unterlassen, deren Merkmal die Tötungsabsicht ist.) Umgekehrt und auch bezogen auf Entscheidungen über lebensverlängernde Maßnahmen bei Frühgeborenen folgt aus dem Gesagten, daß diese nicht einfach obligatorisch sind (Lebenserhaltung um jeden Preis), sondern den jeweiligen Verhältnissen entsprechen müssen. Im Prinzip sind danach der Abbruch oder der Verzicht auf lebenserhaltende Maßnahmen unter Umständen, nämlich, wenn dies den Verhältnissen entspricht, zulässig. Nichts anderes sagen der Nuffield-Ethikrat und die anglikanische Kirche. Was aber jeweils verhältnismäßig ist, läßt sich nur in gewissen Grenzen und für eine bestimmte historisch gewachsene soziale Situation in einem bestimmten Lande beschreiben. Die jeweilig Handelnden, Eltern, Ärzte ebenso die Gesundheitspolitiker, haben deswegen nur innerhalb dieser Grenzen einen gewissen Handlungsspielraum. Es wäre nicht nur eine Überforderung dieser jeweils Handelnden, wenn sie die Verhältnismäßigkeit frei von Fall zu Fall einzuschätzen hätten. Vielmehr wären dann auch grobe Ungerechtigkeiten unvermeidbar. Über die grundsätzliche Klärung hinaus hat der Nuffield- Ethikrat deswegen eine Grenzziehung vorgeschlagen, die auf der einen Seite den Anspruch eines jeden Frühgeborenen auf Intensivbehandlung zur Lebenserhaltung nach einer Schwangerschaftsdauer von 24 - 25 Wochen gewährleistet, es sei denn, daß sowohl die Eltern des Kindes als auch die behandelnden Ärzte in der Auffassung übereinstimmen, daß keine Überlebenshoffnung besteht, oder daß das Kind an der Intensivbehandlung zu schwer leiden würde. In diesem Fall soll das Vorenthalten oder der Abbruch lebensverlängernder Maßnahmen dennoch zulässig sein. Der Ausdruck „zu schwer" fordert natürlich die Frage heraus „zu schwer, aber wozu?" Es stellt sich also hier sehr konkret die Frage nach einer Verhältnismäßigkeit, die sich nicht auf Bedürftigkeit des kleinen Patienten und den Verpflichtungsgrad der elterlichen und ärztlichen Betreuenden oder die Ressourcenfrage beschränkt. Vielmehr geht es um die Verhältnismäßigkeit des Leidens des intensivbehandelnden Kindes zu dem Risiko seiner bei Überleben etwa verminderten Lebensqualität, und zwar sowohl im Hinblick auf die Wahrscheinlichkeit einer solchen Verminderung als auch auf ihr Ausmaß. Welches Leiden darf man einem Frühgeborenen angesichts des jeweiligen, nur statistisch abzuschätzenden, im Einzelfall aber nicht voraussagbaren Risikos zumuten? Für diese letztlich unlösbare Frage will der Nuffield-Ethikrat pragmatisch das Kind dadurch sichern, daß die Nächstbetroffenen, nämlich die Eltern, und die möglichst Bestwissenden, nämlich die Ärzte, nur gemeinsam das Vorenthalten oder den Abbruch einer Intensivbehandlung aus den oben genannten Gründen beschließen dürfen. Es ist das keine perfekte Lösung des Problems, für das es keine perfekte allgemeingültige Lösung gibt, da eine harte Grenzziehung ebenso falsch sein kann wie ein ungesichertes Von-Fall-zu-Fall-Entscheiden. Dagegen schlägt der Nuffield-Ethikrat vor, bei Frühgeborenen vor der 22. Schwangerschaftswoche nie Maßnahmen der Wiederbelebung oder Intensivbehandlung durchzuführen, sondern sich auf Palliation zu beschränken und auch Elternwünsche nicht zu berücksichtigen. Damit wird solch extrem Frühgeborenen nicht das (defensive) Lebensrecht abgesprochen, sondern eine solche Grenze soll die Unverhältnismäßigkeit der Leidenszumutung für das Kind und des personellen, seelischen und ökonomischen Aufwandes gegenüber der Lebenserwartung und dem Schädigungsrisiko ausdrücken. Nach einer Schwangerschaftsdauer von 22 - 23 Wochen sollen lebenserhaltende Maßnahmen nur dann eingesetzt und fortgesetzt werden, wenn die Eltern dies nach ausführlicher ärztlicher Belehrung über deren Chancen und Risiken verlangen. Nach einer Schwangerschaftsdauer von 23 - 24 Wochen sollen lebenserhaltende Maßnahmen nur dann vorenthalten oder abgesetzt werden, wenn die Eltern dies ebenfalls nach ausführlicher ärztlicher Belehrung über Chancen und Risiken verlangen. Es wird also davon ausgegangen, daß in der Regel vor einer Geburt nach der 23. Schwangerschaftswoche keine Intensivbehandlung stattfindet, danach dagegen immer, und daß ein elterliches Verlangen dieser Regel in einem Zwischenbereich, nämlich bei Geburten nach der 22. bis 24. Schwangerschaftswoche vorgehen kann. Die Empfehlungen des Nuffield-Ethikrates sind hinsichtlich der Zeiten präziser als die in Deutschland erarbeiteten und allgemeiner gehaltenen, nämlich die Einbecker Empfehlungen (1992) und die diesbezügliche AWMF-Leitlinie (1999). Auf beide Texte nimmt der englische Bericht keinen Bezug (Germanica non leguntur). Im übrigen bleibt zu fragen, ob nicht Gewicht und Länge des Neugeborenen besser meßbare und relevantere Kenngrößen wären. Alle Empfehlungen dieser Art suchen aber die Angabe allzu strenger Grenzen zu vermeiden, weswegen sie als Grundlage für gesetzgeberische Maßnahmen, die ja bestimmt sein müssen, nicht in Frage kommen können. Der Nuffield-Ethikrat wendet sich auch ausdrücklich gegen gesetzliche Festlegungen, weil diese dem Einzelfall nicht genügend gerecht werden können. Dadurch wird aber die rechtliche Überprüfung der in Frage stehenden kritischen Entscheidungen weitgehend unmöglich gemacht. In gewissen Grenzen sind sie nicht justiziabel. Wenn es aber hier - wie auch für andere Fragestellungen - einen Bereich gibt, der ärztliches Handeln letztlich einer juristischen Kontrolle entzieht, dann müssen dich die Patienten fragen, welche Instanz denn dann die Kontrolle ärztlichen Handelns in solchen Grenzfällen übernimmt. Die Kontrolle kann letztlich nur der Arzt selber ausüben, indem er sich in seinem Inneren sich selbst gegenüberstellt, also sich zum Mitwisser seines Handelns macht, also sein Gewissen prüft. Ob er das tut, kann man seinem Handeln von außen nicht ansehen. Nur aus seiner menschlichen Verläßlichkeit kann man darauf schließen. Diese ist deswegen gefordert. Mit dieser Überlegung soll keinesfalls einer autonomen „Gewissensentscheidung" das Wort geredet werden, die sich keiner Norm verpflichtet weiß. Vielmehr geht es darum, daß man sein Gewissen aufruft, um sein Handeln auf die Übereinstimmung mit sittlichen Normen zu überprüfen. Dazu ist auch die Kenntnis des moralischen Unterschiedes von Tun und Lassen, von Töten und Sterbenlassen erforderlich. Der Bericht des Nuffield-Ethikrates und die anglikanische Stellungnahme dazu sind Anlaß, sich dieses Unterschiedes zu vergewissern.

8.0 Anhänge

Anhang 1

Säuglingssterblichkeit

Gestorbene Säuglinge nach der Lebensdauer

Gestorbene Säuglinge	2009	2010	2011	2012
Im 1. Lebensjahr Gestorbene	2 334	2 322	2 408	2 202
davon				
in den ersten 7 Tagen	1 220	1 175	1 250	1 176
nach dem 7. bis einschließlich 28. Tag	327	366	354	301
nach dem 28. Tag bis einschließlich 12. Lebensmonat	787	781	804	725

Anhang 1:

Statistisches Bundesamt,
https://www.destatis.de/DE/ZahlenFakten/GesellschaftStaat/Bevoelkerung/Geburten/Tabellen/Saeuglingssterblichkeit.html (letzter Zugriff 25.02.2014)

Anhang 2

KASTEN 2

Inhalt und Struktur der Leitlinien

Deutschland
- Vor 22 Schwangerschaftswochen
- 22 bis 23 + 6 Schwangerschaftswochen
- 24 Schwangerschaftswochen und später
- Frühgeborene mit angeborenen und perinatal erworbenen Gesundheitsstörungen

Schweiz
- Ethische Aspekte
- Kommunikation
- Empfehlungen vor der Geburt
- Empfehlungen nach der Geburt
- Entscheidungen auf der Neugeborenen-Intensivstation
- Empfehlungen zur Qualitätssicherung

Österreich
- Rechtliche Aspekte
- Ethische Aspekte
- Medizinische Aspekte
- Empfehlungen

Anhang 2:

Roland Hentschel, Stella Reiter-Thiel, Behandlung Frühgeborener an der Grenze der Lebensfähigkeit: Deutschsprachige Leitlinien im Vergleich Übersichtsarbeit, http://www.aerzteblatt.de/pdf/105/3/m47.pdf, letzter Zugriff 25.02.2014

Anhang 3

TABELLE 1

Kategorisierung nach der Schwangerschaftswoche

	Deutschland	Schweiz	Österreich
22 + 0/7 bis 23 + 6/7	indifferent, Verweis auf Folgeschäden, „elterliche Interessen" berücksichtigen	„In der Regel Palliativmaßnahmen" („comfort care")	bei guter Vitalität „provisional care"
24 + 0/7 bis 24 + 6/7	grundsätzlich Vitalfunktionen erhalten; „Lebensrecht" gegeben	„Entscheidung im Gebärsaal"; „provisional care"; Sectio aus kindlicher Indikation selten indiziert	Tokolyse, Lungenreifung; grundsätzlich immer Intensivtherapie; Sectio individuell zu entscheiden
ab 25 + 0/7	siehe oben	siehe oben und Sectio indiziert	Sectio indiziert

SSW: Schwangerschaftswoche

Anhang 3

Roland Hentschel, Stella Reiter-Thiel, Behandlung Frühgeborener an der Grenze der Lebensfähigkeit: Deutschsprachige Leitlinien im Vergleich Übersichtsarbeit, http://www.aerzteblatt.de/pdf/105/3/m47.pdf, letzter Zugriff 25.02.2014

Anlage 4

TABELLE 2

Mortalität und Morbidität extrem kleiner Frühgeborener (16)

	23 + 0/7 bis 23 + 6/7 SSW	24 + 0/7 bis 24 + 6/7 SSW	25 + 0/7 bis 25 + 6/7 SSW
Lebend entlassen*[1]	29 %	50 %	65 %
Schwere Retinopathie	64 %	27 %	15 %
Schwere Hirnblutung oder parenchymale Zysten	7 %	14 %	11 %
Keine Funktionsstörung*[2]	33 %	61 %	67 %
Schwere Funktionsstörung*[3]	33 %	19 %	13 %

*[1] in Prozent der Aufnahmen auf die Intensivstation;
*[2], *[3] Untersuchung im Alter von 3 Jahren nach Griffiths Mental Development Scales; Bayley Scales of Infant Development, in Prozent;
*[2] Entwicklungsquotient oberhalb minus 1 Standardabweichung des Referenzkollektivs;
*[3] Entwicklungsquotient unterhalb minus 3 Standardabweichung des Referenzkollektivs;
+/– beidseitige Blindheit/hochgradige Sehstörung +/– Zerebralparese;
Es handelt sich um eine der größten, aktuellen, populationsbezogenen Studien mit 897 Frühgeborenen unter 26 SSW der Geburtsjahrgänge 1998 bis 2000 in 2 australischen Regionen.

Anhang 5

TABELLE 3

Wesentliche Unterschiede der Leitlinien

	Deutschland	Schweiz	Österreich
Hauptkriterium	Gestationsaltersgrenze < / = oder > 23 + 6/7 SSW	strenge Orientierung an der Gestationsalterswoche, je nach Vitalität post partum aber Ausnahmen möglich	Stratifizierung nach „provisional" versus „comfort care" unabhängig vom Gestationsalter
Besonderheiten	alte Datengrundlage (Morbiditätsstatistik); ab 24 + 0 SSW „Lebensrecht" unabhängig vom Reifegrad „ggf. gegen den Willen der Eltern"	vorgeburtliche Festlegung durch Verlegungsstrategie (Perinatalzentrum); Betonung des Elternwillens und der Kommunikation mit den Eltern	Einstimmigkeit der Entscheidung gefordert; starke Betonung der Vitalität post partum

Anhang 4 und 5

Roland Hentschel, Stella Reiter-Thiel, Behandlung Frühgeborener an der Grenze der Lebensfähigkeit: Deutschsprachige Leitlinien im Vergleich Übersichtsarbeit, http://www.aerzteblatt.de/pdf/105/3/m47.pdf, letzter Zugriff 25.02.2014

9.0 Quellen

1.) Nuffield Council of Bioethics, Critical Care Decisions in fetal and neonatal medicine: Ethical issues, abrufbar unter http://www.nuffieldbioethics.org, Nov. 2006.

2.) Hill, A., Revill, Jo, Some sick babies must be allowed to die, says Church, The Observer Nov. 12. 2006.

3.) Deutsche Gesellschaft für Medizinrecht, Einbecker Empfehlungen zu den Grenzen ärztlicher Behandlungspflicht bei schwerstgeschädigten Neugeborenen, (revidierte Fassung der Einbecker Empfehlungen von 1986), Med. R. 1992, 206.

4.) AWMF Leitlinie „Frühgeburt an der Grenze der Lebensfähigkeit des Kindes", abrufbar unter www.awmf.leitlinien.de Nr. 024/019.

5) Statistisches Bundesamt, Geburten in Deutschland Ausgabe 2012, abrufbar unter https://www.destatis.de/DE/Publikationen/Thematisch/Bevoelkerung/Bevoelkerungsbewegung/BroschuereGeburtenDeutschland0120007129004.pdf?__blob=publicationFile

6) Herber-Jonat S, Schulze A, Kribs A et al.: Survival and major neonatal complications in infants born between 22 0/7 and 24 6/7 weeks of ge- station (1999–2003). Am J Obstet Gynecol 2006; 195: 16–22.

7) Fauchère JC, Bucher HU, Moriette G et al.: Survival and major neonatal complications in infants born between 22 0/7 and 24 6/7 weeks of ge- station (1999–2003). Am J Obstet Gynecol 2007; 196: e60.

8) Herber-Jonat S, Pohlandt F, Schulze A: Reply. Am J Obstet Gynecol 2007; 196: 60–1.

9) Genzel-Boroviczény O, Friese K: Frühgeborene an der Grenze der Le- bensfähigkeit. Dtsch Arztebl 2006; 103(28–29): A 1961–4.

10) Cuttini M et al. for the EURONIC study group: End-of-life decisions in neonatal intensive care: physicians self-reported practices in 7 Europe- an countries. Lancet 2000; 355: 2112–8.

11) Bartels S, Parker M, Hope T, Reiter-Theil S: Geben „Richtlinien" bei kritischen Therapieentscheidungen ethische Orientierung? Eine verglei- chende kasuistische Analyse der deutschen Grundsätze, britischen Guidelines und schweizerischen Richtlinien zur Sterbebegleitung. Ethik Med 2005; 17: 191–205.

12) Dalla-Vorgia P, Mason SA, Megone C et al. on behalf of the Euricon Stu- dy Group: Obtaining informed consent for neonatal research. Arch Dis Child Fetal Neonatal Ed 2001; 84: 70–3.

13) Mason SA, Allmark PJ, Megone C et al. for the Project Management Group: Obtaining informed consent to neonatal randomized controlled trials: interviews with parents and clinicians in the Euricon Study. Lancet 2000; 356: 2045–51.

14) AWMF online – Frühgeburt an der Grenze der Lebensfähigkeit des Kindes. Leitlinie Nr. 024/019 (1999). www.awmf.de

15) Schweizerische Leitlinie: Arbeitsgruppe der schweizerischen Gesell- schaft für Neonatologie – Empfehlungen zur Betreuung von Frühge- borenen an der Grenze der Lebensfähigkeit. SÄZ 2002; 83: 1598–5.

16) Österreichische Leitlinie: Österreichische Gesellschaft für Kinder- und Jugendheilkunde – Erstversorgung von Frühgeborenen an der Grenze der Lebensfähigkeit; Monatsschrift Kinderheilkunde 2005; 7: 711–5.

17) Hentschel R, Lindner K, Krüger M, Reiter-Theil S: Restrictions of on- going intensive care (RIC) in neonates – a prospective study. Pedia- trics 2006; 118: 563–9.

18) Reiter-Theil S, Hentschel R, Lindner K: Lebenserhaltung und Sterbe- begleitung in der Neonatologie. Eine empirische Ethik-Studie zu kriti- schen Therapieentscheidungen. Zeitschrift für Palliativmedizin 2005; 6: 11–9.

19) Reiter-Theil S: Klinische Ethikkonsultation – eine methodische Orien- tierung zur ethischen Beratung am Krankenbett. Schweizerische Ärz- tezeitung 2005; 86: 346–52.

20) Beauchamp TL, Childress JF: Principles of Medical Ethics. New York: Oxford University Press 1994.

21) Lui K, Bajuk B, Foster K et al.: Consensus Statement – Perinatal care at the borderlines of viability: a consensus statement based on a NSW and ACT consensus workshop. Med J Aust 2006; 185: 495–500.

22) Kaempf JW, Tomlinson M, Arduza C et al.: Medical staff guidelines for periviability pregnancy counselling and medical treatment of extre- mely premature infants. Pediatrics 2006; 117: 22–9.

23) Phelbs DL, Brown DR, Tung B et al.: 28-day survival rates of 6 676 neonates with birth weights of 1250 grams or less. Pediatrics 1991; 87: 7–17.